Das Dinner

Eine erotische Geschichte

...

Martina Grahl

Das Dinner

Eine erotische Geschichte.

© 2018 Autor: Martina Grahl Verlag:
CreateSpace, ein Unternehmen von
Amazon.com

ISBN: 978-1983729553

Vanessa war nicht dumm. Für dumm hatten sie Menschen gehalten, die gleichzeitig meine als auch ihre Freunde waren. Und an Stelle Vanessas hätte ich Zweifel daran, ob Menschen die sie für dumm hielten wirkliche Freunde waren. Nein, Vanessa war nicht dumm, Vanessa war höchstens naiv. Vielleicht zu naiv. Und es schien meinen Freunden ein spitzbübisches Verlangen, ihr die merkwürdigsten Wahrheiten aufzutischen, denn Vanessa neigte dazu, ohne den geringsten Anschein von Argwohn, diesen zweifelhaften Wahrheiten Glauben zu schenken. Ich kannte Sophias Freundin, bisher nur vom Hören sagen und ich war erstaunt mit welcher Unbefangenheit sie die unmöglichsten Geschichten als bare

Münze nahm. Ich denke es war nicht richtig, dass Sophia und Tom ihr ständig irgendeinen Unsinn erzählten, sich darüber amüsierten und die arme Vanessa in ihrer irritierten Gefühlswelt alleine ließen.

So war Vanessa, dank unserer gemeinsamen Freunde der fälschlichen Meinung aufgesessen, dass ich mir den Luxus zweier Freundinnen leistete und dass beide Damen, dank meines unschlagbar perfekten Zeitmanagements keinen blassen Schimmer voneinander hätten. Sie beschrieben mich als einen durchtriebenen Lebemann. Ich sei ein Charmeur, ein Gourmet, der von gutem Wein und gutem Essen ebenso viel verstünde wie von der Eroberung schöner Frauen, die ich ihrer

Darstellung nach, mit meinem prächtigen Hengstschwanz in nächtelangen triebhaften Exzessen so sehr beglückte, dass man als Frau wirklich keine vollkommenere Befriedigung erfahren konnte, als mich kennen gelernt zu haben.

An dieser beeindruckenden Schilderung hätte sogar Vanessa beinahe gezweifelt, hätte Sophia nicht hoch und heilig geschworen, dass sie es selbst ausprobiert habe. Mit einem verklärten, gegen die Decke gerichteten Blick, soll sie dem Gesagten glaubhaften Nachdruck verliehen haben und pathetisch von jenem erschöpfenden und wohltuenden Gefühl totaler Hingabe und absoluter Befriedigung geschwärmt haben, die sie durch mich

habe erfahren dürfen. Noch einmal sei
Vanessa, ganz gegen ihre Überzeugung
einem Anflug von Zweifel erlegen,
aber Tom habe grinsend bestätigt: "Ich
war dabei." Bestätigend habe er mit
dem Kopf genickt.

Vanessa soll sich vor Erstaunen die
Hand vor den Mund gehalten. "Ihr
habt einen Dreier...?"
"Einen? Die ganze Nacht war ein
einziger Dreier."
Wieder habe Tom eine überzeugende
Geste gemacht. "Aber das geht doch
gar nicht." Vanessa habe gerade den
Versuch einer Exkursion in die
Grundzüge der männlichen
Physionomie unternommen, als
Sophia ihren Gedankenfluss
unterbrochen habe. "Bei Robert
schon." Beeindruckend erzählte sie

von unglaublichem Entzücken und wieder nickte Tom, als entspräche das Geschilderte der reinen Wahrheit.

"Fantastisch," soll Vanessa staunend hervorgebracht haben, als Sophia und Tom weitere Details der angeblichen Liebesnacht hervorbrachten. Schließlich habe sie Messer und Gabel auf den Teller gelegt und keinen Bissen ihres Essens mehr herunter gebracht. Stattdessen habe sie sich gelegentlich nervös mit der Hand über die geröteten Wangen gefahren und verlegen nach weiteren Details gefragt. Unruhig sei sie auf dem Stuhl hin und her gerutscht und manchmal habe sie sich in den Schritt gegriffen, ohne sich dieser Handlung bewusst gewesen zu sein. "Zwei Stunden lang?" Vanessa soll beeindruckt gewesen sein. "Und dann wieder?" "Bis zur totalen Erschöpfung?"

Sophia und Tom, zogen an ihren selbst gedrehten Zigaretten, tranken eine Tasse Kaffee nach der anderen und amüsierten sich köstlich darüber, wie überzeugend sie die arme Vanessa verladen hatten. Ich war einigermaßen von der Story beeindruckt, auch wenn mir etwas unwohl dabei war. Vanessa würde in ein paar Minuten zum Abendessen kommen. Ich wurde also nur deshalb so umfänglich aufgeklärt, um die beiden nicht in Verlegenheit zu bringen. Ich sollte mich doch bitte entsprechend verhalten und bloß kein Spaßverderber sein. Stirnrunzelnd und einigermaßen verwirrt nippte ich an meinem Weinglas. Was sollte ich tun? Ich musste den Schein wahren, wollte ich meine Freunde nicht schlecht aussehen lassen. Auch wenn ich mir für einen Moment überlegte, ob ich dem Spuk nicht doch ein Ende setzen sollte. Ich entschloss mich, dass merkwürdige Spiel mitzuspielen, ohne es allerdings derart zu übertreiben, wie es die beiden getan hatten. Vornehm würde ich mich zurückhalten, würde kein Öl ins Feuer gießen, keine Bemerkungen machen, die vorgefasste Meinungen untermauern würden. Zumal Vanessa keine Ahnung hatte, dass auch ich an diesem Abend eingeladen war.

Trotzdem fühlte ich mich unwohl, als ich ihr die Hand reichte. Als unsere Blicke sich begegneten. Und ich spürte, dass ihr Blick der, einer wissenden Frau war. Einer Frau die etwas über mich wusste, während ich so tun musste, als wüsste ich nicht, dass sie es wusste und als wüsste ich außerdem nicht, dass alles, was sie über mich erfahren hatte frei erfunden war. Da stand ich nun mit dem Nimbus des geilen Lebemannes. Der Kerl mit dem ausdauernden und prächtigen Hengstschwanz. Der es Sophia eine ganze Nacht lang besorgt hatte, der seine beiden Freundinnen nach Terminplan fickte. Und wer weiß, was Vanessa dachte, was ich noch alles tun würde, um meine überbordende Triebhaftigkeit zu befriedigen.

Vanessas Nimbus war der einer braven Frau. Mit weißer Bluse, sandfarbenem Rock, Seidenglanz-Nylons und farblich abgestimmten Pumps war sie korrekt gekleidet. Ihr gelocktes, feines, braunes Haar fiel ihr bis über die Schultern. Um den Hals trug sie eine Kette mit gelben Steinen und an ihrem rechten Handgelenk gaben bei jeder Bewegung ihres Armes ein paar dünne silberfarbene Armreifen ein metallisches Geräusch von sich. Ihr Gesicht hatte eine längliche Form, in dem ihre schöne Lippen und ihre rehbraunen Augen dominant hervor traten. Aber über ihrem Gesicht lag tatsächlich der Ausdruck einer gewissen Naivität.

"Man müsste sie beschützen, vor diesen Lügengebilden," dachte ich, während Sophia uns bat am Tisch Platz zu nehmen. Tom schenkte Wein in Gläser. Vanessa zuerst. Dabei umfasste sie mit eleganter Hand den Stiel des Glases und ich konnte nicht umhin, mir vorzustellen, wie das sei, wenn sie meinen steifen Schwanz damit umfassen und mich zunächst langsam, dann immer heftiger wichsen würde. Ich erschrak. Ich wollte nicht dem Bild des geilen Hengstes entsprechen, aber Vanessa war trotz ihrer angeblichen Naivität attraktiv und immerhin eilte mir ein zweifelhafter Ruf voraus. Wollte ich mich dem nicht entziehen? Ein Zwiespalt tat sich in mir auf. Vanessas brave Erscheinung provozierte mich unanständig zu werden. So, wie ich es in Sophias und Toms Schilderungen ohnehin schon war. Ich erfüllte nur ein Klischee. Und es schien mir nicht besonders schwer zu fallen dieses zumindest in Gedanken zu erfüllen.

Sophia balancierte gefüllte Suppenteller aus der Küche auf den Tisch. "Danke," sagte Vanessa. Sie nahm die Stoffserviette und legte sie über ihren Rock, der sich glatt über ihre Schenkel gespannt haben dürfte. Ich saß ihr gegenüber und hätte gerne gesehen, wie er sich über Vanessas Oberschenkel spannte. Vorsichtig begann sie ihre Suppe zu löffeln. Sie hob den Löffel an ihre Lippen, die sie leicht anspitzte und durch die sie Luft ausstieß, um die Suppe etwas zu kühlen, dann führte sie den Löffel zum Mund. "Sie hat einen schönen Blasmund," dachte ich und insgeheim malte ich mir aus, wie es sich anfühlen würde, wenn sich ihre Lippen über meine pralle Eichel stülpten und wie wohlig es sich anfühlen müsste, wenn sie langsam den größten Teil meines erregt zuckenden Schwanzes in ihrer verlangenden Mundhöhle aufnahm, dann zurück ging, ihn ein Stück weit aus seiner Umklammerung entließ, um die steife Latte erneut tief in sich aufzunehmen. Solange bis ich ihr meinen Saft in gewaltigen Schüben in den Mund spritzen würde. Tief hinein, in den Rachen, fest ihren Kopf mit Händen umfassend, sie an mich pressend, alles in sie hineinspritzen. In unzüchtigen Gedanken stellte ich mir vor, dass sie alles schlucken würde, als ich bemerkte, dass Vanessa mich anlächelte. Hatte ich mich durch irgendeine unbedachte Mimik verraten? Spürte sie, dass ich ihr im Geiste vor lauter Triebhaftigkeit längst die Kleider vom Leib gerissen hatte? Dass ich sie in Gedanken in den Mund gefickt und darin abgespritzt hatte?

So schnell wollte ich meinem Ruf doch nicht gerecht werden. Für einen Moment war ich verlegen. Stumm schaute ich auf meinen mit Blumenkohlsuppe gefüllten Teller, deren weißliche Farbe mich an etwas erinnerte. Wortlos aß ich alles auf. Als Hauptspeise gab es Rinderfilet mit einer kräftigen Sauce, Gnocchi, die Sophia in stundenlanger Arbeit selbst zubereitet hatte und es gab Broccoli mit Mandeln bestreut. Dazu kredenzte Tom einen kräftigen italienischen Merlot. Einen Schluck schenkte er zunächst in sein Glas. Geübt schwenkte er den Wein, neigte das Glas in Richtung seiner Nase, er roch das Bukett des Weines, wartete einen Moment, roch noch einmal daran und ein zufriedenes Kopfnicken deutete an, dass der Wein gut sei. Wieder goss er Vanessa zuerst den Wein ins Glas. Für einen Moment konnte ich ihr Gesicht von der Seite beobachten. Sie hatte eine schöne Nase. Keine kleine Nase. Sie trat etwas hervor und die Kuppe war leicht gebogen. Nicht knubbelig, nicht spitz, nicht nach oben gerichtet. Die Nase verlief in gerader Linie, im richtigen Winkel und die leichte Rundung am Ende wirkte irgendwie erotisch. Ich mochte auffällige Nasen. Und ich stellte mir vor wie sie mit ihrer gebogenen Nasenspitze über meinen Körper ging. Meinen Hals fühlte, meinen Oberkörper, den Bauch, die Oberschenkel, meinen Schwanz. Wie sie die gespannte Eichel damit zärtlich berührte, sanft über den Schaft ging, die Eier berührte und wie sie meinen zuckenden Ständer wieder hinauf glitt zur geröteten Eichel. Diesmal nun mit dem zärtlichen Gleiten ihrer feuchten Zungenspitze. In Gedanken spürte ich sie am Übergang vom Schaft zur Eichel verweilen, weil dies eine besonders sensible Stelle ist. Ich erahnte wie ihre Zunge flinker wurde, wie mein Ständer sich zuckend aufbäumen würde. Die Eichel zum bersten angespannt, würde sie vorsichtig mit ihrer zierlichen Hand unter meinen Schwanz fahren, ihn langsam umfassen, ihn nach oben richten, mich verführerisch lächelnd dabei anschauen und mit der Unterseite ihrer sanften Zunge - ohne ihren verführerischen Blick von mir zu wenden - langsam aber erregend über meine glatte Eichelspitze gehen und austretende Feuchtigkeit spüren.

In Gedanken spürte ich wie ihre Hand
fest meinen prallen Schwanz umfasste,
wie sie ihn kräftig, in langen auf und ab
Bewegungen wichste, meine Eichel
nun mit schneller Zunge bearbeitete.
Noch immer würde ihr verführerischer
Blick meinem geil verklärten
begegnen. Ihm standhalten. Aber
zunehmend würde ihr Blick in ein
Grinsen übergehen. In ein
verlangendes Grinsen. Eines das von
mir verlangte, dass ich endlich spritzen
sollte. Ich spürte wie eng es in meiner
Hose geworden war, als ich mir
vorstellte, dass sie mich drängend
aufforderte endlich zu spritzen.
Vielleicht würde sie die Aufforderung
mit bittersüß erregtem Unterton
zwischen ihren Zähnen hervorbringen.
Oder mit einem Ausdruck der nichts
als pure, zügellose Geilheit offenbarte,

ausschließlich auf das unbedingte Verlangen ausgerichtet, dass ich endlich spritzen sollte. Sie, unter erlösendem Stöhnen endlich nass zu machen, sie zügellos zu besamen.

Ich war froh, dass Sophia endlich das Filet kredenzte. Inständig hoffte ich mich auf das Essen konzentrieren zu können. In Gedanken war ich dem Bild, das Sophia und Tom Vanessa gegenüber gezeichnet hatten erschreckend nahe gekommen. Vanessa war eine attraktive Frau. Ich hatte mich auf eine Frau eingestellt, die in dem Ruf stand, man könne ihr leicht etwas vor machen. Auf eine attraktive Frau, die ihre Naivität vielleicht nur spielte, die brav wirkte, deren unbedarftes Wesen vielleicht nur Methode war, darauf war ich nicht vorbereitet. Fast würde ich sagen, gerade das raffinierte Zusammenspiel dieser Eigenschaften übte jene Faszination aus, der ich plötzlich erlegen war.

"Guten Appetit," sagte Sophia. Sie grinste mich an, als ahne sie was in mir vorginge. Verheißungsvoll schaute sie zu Tom hinüber, als wolle sie ihm unauffällig, mit geübtem Blick wie er unter Paaren üblich ist, mitteilen, dass ich dank Vanessas Anwesenheit endgültig die Fassung verloren habe. Und Toms erwiderndes Grinsen, das ich aus einem Augenwinkel heraus beobachten konnte, bedeutete wohl, dass die beiden gleicher Meinung waren.

In den ersten Momenten aß jeder stumm vor sich hin. Sophia hatte das Filet perfekt zubereitet. Die Gnocchi hatte sie mit frischem Thymian, mit Knoblauch, Olivenöl, Salz, Pfeffer, Muskatnuss und mit geriebenem Parmesan verfeinert. "Na, was sagt der Feinschmecker?" Vanessa sah mich an, lächelte und trank einen Schluck Wein. Sie spitzte etwas die Lippen dabei, ließ den Wein über die Zunge gleiten und deutlich sah ich, wie markant ihre Kieferknochen durch das Schmecken des Weines hervortraten. Zufrieden nickte ich. Anerkennend warf ich einen Blick hinüber zu Sophia, die zu schätzen wusste, dass ich ihr zwar ein stummes Lob ausgesprochen hatte, aber meine Gestik verriet, dass ich es ernst meinte. Und wenn eines stimmte an den Flunkereien, die

Sophia und Tom der bedauernswerten Vanessa aufgetischt hatten, von gutem Wein und gutem Essen verstand ich durchaus etwas. Anerkennend erhob ich mein Glas. Ich lächelte hinüber zu Sophia, zu Vanessa, zu Tom und dann wieder in Richtung der Köchin. "Auf dein Wohl, Sophia." Wir stießen an, obwohl ich das Klirren von Gläsern nicht mochte und alle nahmen wir einen Schluck des vollmundigen Rotweins, dessen leichter Barriqueton zum Glück nicht zu aufdringlich wirkte. Viele Barriqueweine schmecken nach einer Weile sehr holzig.

Wir aßen langsam. Zum Glück. Ich hasse schnelle Esser. Es ist schlecht für die Verdauung, es ist kein Benehmen, es ist primitiv. Es wäre eine Beleidigung für die Person, die stundenlang damit beschäftigt war etwas Gutes auf den Tisch zu bringen. Und wir unterhielten uns angeregt. Wir lachten, wir aßen, wir redeten, wir tranken, mittlerweile die zweite Flasche Wein und so wie sich der Abend entwickelte würde es nicht die letzte sein. In diesen Momenten dominierten keine sexuellen Gelüste. Ein gelungenes Essen war zur Ablenkung hervorragend geeignet, vielleicht deshalb weil gutes Essen einen ähnlich hohen Stellenwert hat. Nun aber, da Vanessa unbedingt darauf bestand, Sophia beim Abräumen des Tisches zu helfen, erfasste mich diese unterschwellige Erregung aufs Neue. Augenblicklich wurde ich geil. Vanessa war aufgestanden. Sie hatte die Serviette vom Rock genommen, mit den Händen ihren Rock glattgestrichen, hatte jeweils einen Teller in die rechte und die linke Hand genommen und war damit in die Küche gegangen. Und es war dieser rückwärtige Anblick, der mich nun nach einem guten und anregenden Essen wieder in alte Erregungszustände, in nichts als unverschämte Geilheit zurückversetzte. Oft genug ärgerte ich mich über meine ungezügelte, meine mich beherrschende Triebhaftigkeit. Aber wie sollte ich ihr begegnen? Mit dem Verstand konnte ich sie nicht beherrschen. Ich hatte keine Chance. Hilflos schien ich meiner Geilheit ausgeliefert zu sein. Auch nun wieder, in dem Moment, da sich Vanessas Rock über ihre runden, festen Arschbacken spannte, die bei jedem Schritt den sie tat betörend auf und ab gingen. Unüberhörbar das Klacken ihrer Pumps. Und jeder Schritt bedeutete eine neue erregende Bewegung. Elegant ließ er ihre Taille schwingen. Versetzte ihr braun gelocktes Haar, ihre Brüste, ihren ganzen Oberkörper in betörend schöne Bewegungen.

Nervös griff ich zum Glas, trank einen Schluck und stellte das Glas zurück auf den Tisch. Vanessa kam erneut aus der Küche zurück. Wieder faszinierte mich ihr Hüftschwung, das Geräusch wohl gesetzter Schritte, der Schwung ihrer Arme, ihr klirrender Armreif, die Kette aus gelben Steinen, die über ihren Brüsten hing, ihre zarten Schultern, die gelockten, feinen Haare, ihr sanftes Lächeln. Verlegen schaute ich unter mich. Ich war eigentlich ein schüchterner Mensch. Ganz im Gegensatz zu den Schilderungen meiner Freunde. Ich war eigentlich ein Frauenversteher, vielleicht zu sehr Frauenversteher. Ich stand mir selbst im Wege. Meine sexuelle Begierde verbarg ich. Stellte mein Intellekt in den Vordergrund. Übte Zurückhaltung. Wollte Frauen vor allem auf geistiger Ebene begegnen. Verbarg meine Lust nach schönen Frauenkörpern, fühlte mich unanständig einfach nur Sex haben zu wollen. Stattdessen wichste ich. Mindestens einmal am Tag. Mindestens. Eher zweimal. Oft sogar dreimal. Schon am Morgen spritzte ich. Tagsüber besorgte ich es mir in Videokabinen, wenn ich in der Stadt schönen begehrenswerten Frauen mit unruhigem Blick lange gefolgt war. Manchmal bemerkte ich sogar ein verstehendes Lächeln. Ein Lächeln das offenkundig wurde, wenn sich unsere Blicke trafen. Dann lächelten sie weiterhin. Aber sie wussten es, sie spürten mein verlangendes Bedürfnis. An all diesen Frauen ging ich vorüber, ohne dass ich je gewagt hätte eine davon anzusprechen.

Ich lebte in ständigem Zwiespalt. Bittere Ironie befiel mich bei dem Gedanken an das von Sophia und Tom gezeichnete Bild, das Vanessa den ganzen Abend vor Augen haben musste, wenn sie mich ansah. Dass sie, so schien es, nicht hinterfragte. Ein Bild von falscher Wirklichkeit, dem ich entsprechen musste, wollte ich meine Freunde nicht bloß stellen.

Als Dessert gab es selbstgemachten
Lebkuchen-Pudding. Dazu öffnete Tom
eine kleine Flasche edel süßen Weins.
"Eine 2000 er Trockenbeerenauslese,
Riesling." Er grinste spitzbübisch. Er
freute sich diesen Wein zu probieren
und Conrad war sich darüber im
Klaren, dass ich ihn zu würdigen
wusste. Ein Wein, den man nicht
irgendjemanden anbietet. Ein Wein für
Genießer, für Menschen die wissen
was sie im Glas haben. Langsam zog
Tom den Korken heraus. Vorsichtig
nahm er ihn von der Flasche ab, besah
sich den Boden des Korkens, roch
daran und war fürs erste zufrieden.
Der Geruch und das Aussehen des
Korkens versprachen einen guten
Tropfen, bedächtig schenkte er in neue
Gläser ein. Der gehaltvolle Lebkuchen-
Pudding, der edel süße Wein, diese

Kombination sollte die Krönung des Abends werden. Andächtig erhoben wir unsere Gläser als Sophia das Dessert auf den Tisch gestellt und Platz genommen hatte. "Zum Wohl," sagte Tom. Ein kurzes Nicken folgte, das ich erwiderte. Das ich Sophia und auch Vanessa entgegenbrachte. Und Vanessa nickte ebenfalls. Lächelte verschmitzt, nahm einen Schluck Wein und hielt ihn lange auf der Zunge. Sie spitzte ihre Lippen, ihre Kieferknochen spielten, ihre Augen glänzten. Elegant hatte sie das Glas mit ihrer zarten Hand umfasst. Ließ es auf der inneren Handfläche ruhen, Zeigefinger, Mittelfinger und Daumen umfassten den bauchigen Teil des Glases, die beiden anderen Finger umfassten den Stil.

Ich spürte das unsere Lippen, trotz dass Vanessa mir gegenüber saß, sich sehr nah waren. Leicht hatte sie ihren Mund geöffnet. Ganz wenig nur. Einen Spalt weit. Genug aber um ihre vollen, rosa geschminkten Lippen in ganzer Schönheit sehen zu können. Es war der Moment stiller Übereinkunft. Verführerisch spielte sie mit ihrer Kette. Sie fuhr sich unauffällig mit der linken Hand über ihre Brüste, straffte ihre Bluse, deutete an, was sich darunter verbarg. Mein irritierter Blick dürfte mich längst verraten haben.

Vanessa setzte das Glas ab, griff nun nach dem langstieligen, silbernen Löffel und stach hinein in den Lebkuchen-Pudding. Bedächtig führte sie den Löffel zum Mund, ohne mich dabei aus den Augen zu verlieren. Ihr

Lächeln wechselte. Es konnte tiefgründig sein, dann wieder war es eher frivol, ein anderes war spitzbübisch. Dachte sie an meinen angeblich prächtigen Hengstschwanz? Sophia hatte übertrieben. Was war mit dem erfundenen Dreier? Vanessas Stimmung nach dem anregenden Abendessen, nach dem guten Wein war gelöst. Empfindsam. Es war ein Feuerwerk der Blicke, es war der Moment stiller, begehrender Übereinstimmung. Es war Sex, der das Gehirn elektrisierte. Der den Körper wohlig durchströmte. Der keiner Berührung bedurfte um getan zu werden. Es war vollkommen. Vanessa und ich, wir würden uns bald für den schönen Abend bedanken, aufstehen, zu mir oder zu ihr gehen und dann -die ganze verbleibende Nacht lang-

zügellosen Sex haben. Wir würden
schlafen und dann wieder Sex haben.
Den ganzen Sonntag über.

Ich roch Vanessas Parfum als ich ihr in
den Mantel half. Es war halb zwei als
wir uns endlich verabschiedeten.
"Vielen Dank noch einmal." Ich gab
Sophia und Tom die Hand. Wir gingen
ein paar Stufen hinunter zur Haustür.
Sophia und Tom begleiteten uns noch
bis vor die Tür, warteten bis wir auf der
Straße angelangt waren, winkten uns
noch einmal zu, dann waren wir
alleine. Alleine auf der Straße.
Herbstliche Nebelschwaden erfüllten
die Nacht. Diffus erschien das Licht der
Straßenbeleuchtung. Schillernde
Nässe lag über der Straße.

Vanessa und ich standen etwas verlegen nebeneinander. Kratzend fuhr sie mit ihrem rechten Absatz über das Pflaster um ihn danach mit einem deutlichen Geräusch fest aufzusetzen. Wir lächelten. Ich sollte etwas sagen. "Danke für den schönen Abend." Ich war verlegen. Vanessa schaute für einen Moment unter sich. Es herrschte Stille. Angenehm frische Luft umgab uns. "Sollten wir noch einen Kaffee...?" Ich fragte einfach, aber Vanessa verhinderte mit sanftem Blick, dass ich meine Frage vollendete. Sie legte eine Hand an meinen rechten Unterarm. Ihr Lächeln trug plötzlich leicht ironische Züge. "Robert..." sie stockte, sie schaute mich an, sie schmunzelte. Für einen Augenblick drehte sie den Kopf zur Seite als überlege sie. "Robert..," du hast doch schon zwei

Freundinnen. Sie schaute mich ernsthaft, aber nicht vorwurfsvoll an. Verlegen sagte sie: "Sophia hat es mir erzählt." Für einen Moment schien sie den Atem anzuhalten, dann grinste Vanessa. "Von dem Dreier weiß ich auch." Noch ein Grinsen.

Irritiert, unfähig einen klaren Gedanken zu fassen, als sei nicht ich es, der da antwortete, bestätigte ich was Vanessa sagte und augenblicklich hätte ich mich dafür ohrfeigen können. Ich setzte das Lügengebilde meiner beiden Freunde ungebremst fort. So automatisch, dass ich erschrocken über die Selbstverständlichkeit meiner Antwort war. Genauso automatisch nickte ich. Schien stumm zu sagen, ja, ich habe zwei Freundinnen. Ich Idiot. Hilflos stand ich vor Vanessa. Mich erfasste Wut. Nein, ich habe keine zwei Freundinnen, nein, Sophia, Tom und ich wir hatten nie einen Dreier, schon gar keinen, der die ganze Nacht über andauerte, nein, ich habe auch keinen riesigen Pferdeschwanz. Sollte ich Vanessa das sagen? Sonntag morgens kurz nach halb zwei? In Sekundenschnelle war es vorbei. Die Chance war vertan, die Wahrheit der Lüge gewichen.

Ich machte einen enttäuschten Eindruck und der Anschein des Frauenhelds dürfte der Unsicherheit gewichen sein, als mich Vanessa umarmte. Sie gab mir einen Kuss auf die rechte Wange. Es war ein zarter Kuss. Sanft. Ich spürte ihre vollen Lippen. Ich roch ihr Parfüm. Ich schien wie benommen als sie schließlich einen Schritt zurück trat und mich anlächelte. " Bringe das mit den zwei Freundinnen in Ordnung und wir vollenden das, was wir heute Abend begonnen haben." Vanessa schaute verschmitzt unter sich. Sie drehte mit der rechten Schuhspitze auf dem Pflaster. Ein scharrendes Geräusch in stiller Nacht. "Gute Nacht, Robert." Dankend wehrte sie ab, als ich vorschlug sie wenigstens bis zur Haustür begleiten zu dürfen. "Ich wohne gleich um die Ecke." Vanessa lächelte. "Und ängstlich bin ich auch nicht." "Manchmal vielleicht ein bisschen zu naiv." Vanessa neigte leicht den Kopf zur Seite. Ein tiefgründiges Schmunzeln ging über ihr Gesicht als sie sich endlich umdrehte und ging. Sie ging die Straße hinunter. Ich schaute ihr nach. Folgte ihren Schritten von denen jeder einzelne in der Nacht deutlich hörbar war. Ihr Mantel schwang im Takt ihrer Schritte, sie hatte die Hände in die Taschen gesteckt, sie drehte sich nicht noch einmal nach mir um. Vanessa bog nach links ab und dann waren auch ihre Schritte nicht mehr zu hören. "Gute Nacht," sagte ich leise. Es war nur für mich gedacht. "Nein," dachte ich, "naiv war Vanessa wohl nicht."

"Los, hol deinen Schwanz aus der Hose." Ich war irritiert. Unsicher schaute ich auf Vanessa. Sie grinste. "Ja, du hast mich richtig verstanden. Hol deinen Schwanz aus der Hose." Vanessa grinste tiefsinnig. Erwartungsvoll sah sie mich an. Forderte mit bestimmendem Blick zu tun, was sie befohlen hatte. Stumm, mit nachdrücklichem Lächeln, wartete sie darauf, dass ich mit den Händen unter den Tisch ging, meine Hose öffnete und meinen Schwanz heraus holte. Ich blieb unsicher. "Aber wir sind doch in einem Restaurant." Ich schaute mich um. Andere Tische waren besetzt, wir waren nicht alleine. Aber Vanessa, noch immer stumm, ihren Blick nicht von mir lassend, blieb bei ihrer Aufforderung. Ein anhaltend, forderndes Lächeln das keine Ausflucht erlaubte befahl mir die Hose zu öffnen und meinen Schwanz herauszuholen. Wieder schaute ich zu den Nachbartischen. Niemand schien sich für uns zu interessieren. Wir saßen in einer Ecke, geschützt vor zu vielen Einblicken und die Tischdecke würde es unmöglich machen etwas zu sehen. Und noch immer lag dieses fordernde Lächeln auf Vanessas Gesicht. Dieses keinen Widerspruch zulassende Lächeln, dem ich mich nicht entziehen konnte.

Vorsichtig glitt ich mit meinen Händen unter den Tisch, tat so, als sei es völlig normal in der Anwesenheit einer attraktiven Frau die Hände unter dem Tisch zu haben, öffnete behutsam meine Hose, ging unter den Slip und kramte langsam, übertriebene Bewegungen vermeidend, meinen Schwanz aus der Hose. Vanessa grinste zufrieden. Ich hatte es getan. Ich hatte ihrer plötzlichen, unerwarteten Aufforderung Folge geleistet ohne Widerstand zu leisten. "Wichsen!" Vanessa zischte den Befehl leise aber deutlich hörbar zwischen ihren Zähnen hervor. "Wie bitte?" Ich fragte mit

Entsetzen, aber gleichzeitig durchzog
es meinen gesamten Körper. Ein
elektrisierender Strom ging über den
Rücken, über die Schultern, schlich
sich den Nacken hinauf, um im
Scheitelpunkt meines Kopfes zu
enden. Ein wohliges, ein erregendes
Gefühl. "Wichsen, bis er ganz steif ist."
Vanessa amüsierte sich. Keine
Sekunde ließ sie mich aus den Augen.
Unablässig beobachtete sie mich,
studierte meine Bewegungen, befahl
mir mit bestimmendem Blick das zu
tun, wozu sie mich aufgefordert hatte.
Mit der rechten Hand, die linke hatte
ich wieder auf den Tisch zurückgelegt,
begann ich meinen Schwanz zu
wichsen. Langsam, damit niemand der
anderen Gäste etwas merkte.
Langsam auf und ab fahrend. Schwer
atmend. Möglichst unauffällig fuhr ich

über das noch weiche Teil. Wechselvolle Blicke gingen zwischen Vanessa und mir hin und her. In mir stieg Geilheit auf. Vanessas Augen funkelten. Sie spürte meine aufkeimende Erregung. Meine Lüsternheit, meine sich verstärkende Schwellung. Sie blieb noch immer erwartungsvoll stumm. Bedächtig nahm sie ihr Weinglas in die Hand und führte es an ihre sinnlichen Lippen. Sie trank einen Schluck und setzte das Glas wieder ab. Mit ihrem Oberkörper neigte sie sich mir entgegen. Ihre Lippen waren ganz nah an meinem rechten Ohr. Ich spürte ihre Zunge, die für einen kurzen erregenden Moment meine Ohrmuschel berührte, ein Kribbeln und etwas Feuchtigkeit hinterließ, um wieder zu entschwinden. "Schon steif?" Ihre

Augen blitzten erwartungsvoll.
Ungeduld beherrschte sie. Stumm
nickte ich und erschrak zugleich.
Bestimmt wollte Vanessa sich von
meinem prächtigen Hengstschwanz,
als solchen hatte ihn Sophia
beschrieben, selbst überzeugen.

Verlegenheit machte sich in meinem
Gesicht breit, als ich Vanessas Hand an
meinem Ständer spürte. Als sie meine
steife Latte fest mit der Hand
umspannte. Prüfend wichste sie ihn.
Dann glitt sie mit zwei Fingern über die
geschwollene und blanke Eichel, ihre
Daumenkuppe berührte meine Spitze.
Zart fuhr sie die Unterseite meines
Schwanzes entlang und ging mit der
Hand ein Stück in die geöffnete Hose.
Sie tastet nach den Eiern und sie
spürte, dass ein strammer

Lederriemen meinen Schwanz und die Eier umgab. Ich war verlegen. Vanessa lächelte amüsiert. Noch einmal ging sie mit festem Griff den ganzen Schaft entlang, dann nahm sie ihre Hand wieder hervor und beugte sich langsam über den Tisch. Ganz nah schauten wir uns in die Augen. So nah, dass wir unseren gegenseitigen schweren Atem hören konnten. Unruhig bewegten sich unsere Pupillen. "Du stehst also auf ganz besondere Sachen." Noch einmal griff sie unter den Tisch. "Du bist eine Drecksau," flüsterte sie. Beinahe hätten sich unsere Nasenspitzen berührt so nah waren wir beieinander. Ihre Mundwinkel hoben sich an, ihre Augen blitzten, ihre Lippen öffneten sich in Richtung meines rechten Ohres. "Und einen Hengstschwanz hast du auch nicht!" Wieder holten mich Sophias Flunkereien ein. Warum auch musste sie Vanessa von meinem angeblichen Hengstschwanz vorschwärmen? Reichte es nicht, dass sie mir zwei Freundinnen angedichtet hatte? Nein, sie musste außer einem frei ersonnenen Dreier zwischen Sophia, Tom und mir auch noch einen prächtigen Riemen zwischen meine Beine lügen.

Ich schlug meine Augen nieder. Was sollte ich sagen? Ich musste doch überrascht tun. Als ob ich nicht die leiseste Ahnung davon hatte, wovon Vanessa sprach. Unsicher schaute ich Vanessa an, die sich von mir entfernt hatte, die meinen Schwanz aus ihrer Umklammerung entließ, die sich entspannt zurück lehnte. Sie lächelte

amüsiert, sie verschränkte ihre Arme.
"Da hat Sophia wohl andere
Größenvorstellungen als ich?" Vanessa
lachte. "Wieso?" Ich tat scheinheilig.
Als hätte ich keine Ahnung von was sie
redete. Und unter den amüsierten
Blicken Vanessas griff ich automatisch
nach meinem steifen Teil, als müsse
ich wirklich noch einmal prüfen, ob er
denn wirklich so mickrig sei. "Nein, er
ist nicht klein," flüsterte sie
beschwichtigend. Sie ging mit ihrem
Oberkörper vor und griff erneut nach
meinem Schwanz. Langsam wichste
sie den Schaft. "Er ist nur nicht so groß,
wie ihn mir Sophia geschildert hatte."
Ich machte eine Unschuldsmiene.
Vanessa lächelte und behielt meinen
Schwanz fest in ihrer Hand. Sie
massierte ihn nicht, sie übte mit fester
Hand beständigen Druck auf meinen

Schaft aus. "Na, ja ich bin ja vielleicht doch ein wenig naiv. Warum glaube ich auch alles, was man mir erzählt?" Vanessa schien ein Selbstgespräch zu führen, denn sie schaute mich nicht an. Sie sah in den Raum, sah die anderen Gäste, beobachtete die Bedienung. "Und das ihr die ganze Nacht....., das stimmt auch nicht so ganz?" "Oder?" Ironie lag in Vanessas Stimme. Aber da konnte ich sie beruhigen. Das mit dem Dreier war zwar gelogen, aber beständig war ich schon. Ich erzählte Vanessa, dass es mir durchaus nichts ausmache meinen Schwanz über eine Stunde steif zu halten. Oft sogar wären es zwei Stunden und selbst das wäre noch zu überbieten. Vanessa machte große Augen. Im Stillen schien sie zu sagen, das probieren wir aus.... und wehe du hast übertrieben.

Lange hatte ich mir überlegt, ob ich Vanessa beichten solle, dass das mit den zwei Freundinnen von Sophia und Tom frei erfunden war. Aber ich brachte es nicht fertig die beiden in ein schlechtes Licht zu stellen. Also ließ ich nach unserem ersten Zusammentreffen eine ganze Woche verstreichen, in der ich mich nicht bei Vanessa meldete. Ich wollte ihr das Gefühl geben, dass ich die Woche brauchte, um mit mir selbst klar zu kommen. Um Schluss zu machen mit meinen zwei Freundinnen, bevor ich mich um Vanessa bemühen würde.

In dieser selbst verordneten Wartezeit spritzte ich täglich. Ich war verrückt nach Vanessa. In Gedanken sah ich ihren schönen runden Arsch, ihre schwunghafte Taille, ihr gelocktes Haar, ihre schönen Beine, die Pumps, ihre seiden glänzenden Nylons, ihre Brüste. Ich war berauscht von dieser eleganten Erscheinung. Von ihrer leicht gebogenen Nasenspitze, von ihren vollen Lippen, von ihren schlanken, grazilen Händen, die so wunderbar ein Weinglas umfassen konnten.

Endlich nach einer Woche wagte ich es sie anzurufen. Und es war, als habe sie meinen Anruf erwartet. Ich spürte ihr Lächeln, ihre Freude, die Ungeduld, mit der sie auf meinen Anruf gewartet hatte. Wir empfanden keine Fremdheit. Ich musste ihr auch nichts erklären. Für Vanessa war klar, sollte ich anrufen, dann weil ich sie wollte. Und so hatten wir eine ganze weitere Woche stundenlang nur telefoniert, aber wir freuten uns auf den gemeinsamen Abend in diesem Restaurant. Vanessa erschien im anthrazitfarbenen Kostüm. Passend dazu die Strümpfe, die Pumps und ein Seidentuch in sanftem Grün, dass ihr Dekolletee umgab. Ein leichter beigefarbener Mantel schwang im Takt ihrer Schritte als sie auf mich zu kam. Sie lächelte, ihre Gang war beschwingt. Vanessas Augen strahlten.

Der Ober hatte uns einen etwas abgelegenen Tisch in der Ecke angeboten. Er ahnte wohl, dass wir ungestört sein wollten. Das wir uns viel zu erzählen hatten, dass wir Schmetterlinge im Bauch hatten. Und wir hatten uns noch nicht einmal geküsst. Irgendwie ergab sich die Gelegenheit noch nicht. Es war nicht wichtig. Beide würden wir nur den richtigen Moment abpassen. Noch waren wir zu oberflächlich miteinander umgegangen. Hatten nur telefoniert. Da war noch keine unmittelbare Nähe. Aber an diesem Abend änderte sich das alles. Und ich war fest entschlossen Vanessa von meinen Bedürfnissen zu erzählen. Ich wollte diese Beziehung nicht auf irgendwelchen Kompromissen aufbauen. Und ich glaube, auch Vanessa verspürte das Bedürfnis den Beginn dieser Beziehung offen und aufrichtig zu gestalten.

Wir waren euphorisch, wir bemühten uns gegenseitig zu gefallen, unterstützt von gutem Essen und guten Wein. Schon die köstliche, pikant gewürzte Apfel-Curry Suppe verlieh uns Flügel. Ohne Scheu sprach ich über meine Triebhaftigkeit. Dass meine Hormone verrückt spielten, erblickte ich in der Stadt pralle Ärsche in taillierten Röcken. Oder schöne Beine. Oder große Brüste in engen Blusen, bereit im Takt schneller Schritte schwungvoll auf und ab zu gehen. Ich gab unumwunden zu, dass sich das wohl nie ändern würde. Es täte mir leid das so offen zu gestehen, aber es mache doch keinen Sinn meine Geilheit zu verheimlichen. Vanessa grinste hintersinnig. "Na, du bist mir ja ein ganz besonderes Früchtchen." Verlegen schaute ich unter mich, während ihr Blick mich fest im Griff behielt. "Und was machst du dann?"

Ich meine, mit solchen Eindrücken im Kopf kannst du doch nicht zur Tagesordnung übergehen." Vanessa verschränkte die Arme vor ihrem Oberkörper. Gespannt wartete sie auf weitere Offenbarungen. Und ich erzählte, dass ich versuchte mich möglichst bald zu erleichtern. "Ich muss jeden Tag spritzen," sagte ich unumwunden. Ein Staunen lag auf Vanessas Gesichtsausdruck. Kokettierend hielt sie alle fünf Finger ihrer rechten Hand vor den Mund. "Jeden Tag?" Stumm nickte ich mit dem Kopf. "Oft sogar zweimal." Sichtlich beeindruckt neigte sich Vanessa in meine Richtung. "Vielleicht auch dreimal?" Vanessa dachte einen Witz zu machen, aber ich gestand ihr, dass es Tage gäbe da müsste ich auch dreimal spritzen.

Für einen Moment blieb sie stumm. Das musste Vanessa verdauen. Jetzt verstehe sie auch das mit den zwei Freundinnen, sagte sie. Nachdenklich rieb sie sich das Kinn. Ihre Augen gingen für einen Moment zur Decke und ich verfluchte erneut diese verdammte Lüge der zwei Freundinnen, die mir Sophia einfach aufgezwungen hatte. Und da war wieder Vanessas Naivität. Noch immer schien sie an diese unsinnige Geschichte zu glauben. "Und....," Vanessa schien neugierig zu werden. "Wie ist das? Ich meine, du machst es dir ja nicht einfach so." Sie grinste. "Du hast doch bestimmt Vorlagen?" Vanessas Stimme klang kokett. Unbewusst ging ihre rechte Hand für einen kurzen Moment unter den Tisch.

"Pornos... oder so." Natürlich hatte ich
genügend davon. Alle möglichen
Pornos hatte ich im Laufe der Jahre
zusammen getragen. Hefte,
Kontaktmagazine, CD´s. Schließlich
jede Menge Clips und Images auf dem
PC gespeichert.

Noch immer staunte Vanessa. "Dass
du so geil bist, das hätte ich gar nicht
vermutet. Du siehst so brav aus. Stilles
Wasser, was?" Sie lächelte verschmitzt,
nahm ihren Wein und trank davon,
ohne mich aus den Augen zu lassen.
Nachdenklich stellte sie ihr Glas zurück
auf den Tisch. "Na ja, wenn das so
ist...." Nun war es wohl soweit.
Vanessa würde aufstehen und gehen
bevor der Hauptgang serviert wäre.
Was sollte sie schon mit einem geilen
Bock anfangen, der sie ständig

betrügen würde? Mit seiner umfangreichen Pornosammlung, mit anderen Frauen, mit unendlichen Sehnsüchten nach Sexpraktiken, die ihr fremd erschienen.

"Also....," sie unterbrach. Sie nahm eine gerade Haltung ein. Ihre Brüste kamen weit hervor. Ihre Gesichtszüge wurden streng. "Wenn du so offen über Sex redest, dann sehe ich mich gezwungen auch ein Geständnis abzulegen." Ernst schaute sie mich an, dann gingen ihre Gesichtszüge in ein amüsiertes Lächeln über. Vanessa spürte, dass ich Angst davor hatte, sie würde aufstehen und entsetzt das Restaurant verlassen. Nichts dergleichen passierte. Es folgte eine langes, ein ironisches Grinsen. Sie trank von Ihrem Wein als das

Hähnchenbrust-Filet an Zimt-Orangensauce serviert wurde. Die Erwartung stieg, Vanessa lächelte noch immer. Tiefsinnig, ich war irritiert. "Noch einen Wein?" fragte der Ober. Intuitiv spürte er das Knistern. "Ja bitte." "Guten Appetit," sagte der Ober und ging um neuen Wein zu holen. Vanessa hob noch einmal ihr Glas. "Guten Appetit, Robert." "Danke, ebenfalls guten Appetit," sagte ich. Still genossen wir den Wein während sich unsere Augen erwartungsvoll begegneten. "Tja, wenn dir Sex so viel bedeutet, dass du vor einer Frau so offen darüber redest, dann kann ich dir mit gutem Gewissen gestehen, dass auch ich ein ziemlich geiles Persönchen bin." Bedächtig beugte sie sich mir entgegen, ihre Augen funkelten. Ein geheimnisvolles Lächeln ging über ihr Gesicht. Ließ es verführerisch erscheinen. "Weißt du," kokett zwinkerte sie mir zu: " wenn ich wirklich ehrlich bin, ich bin ein richtig geiles Fötzchen." "Ich weiß, ich weiß, Frauen dürfen so böse Sachen nicht sagen....." Vanessa versuchte sofort zu beschwichtigen. Mit Händen wehrte sie ab. "Es ist unanständig. Schweinkram. Den sollten wir besser den Männern überlassen. Aber ich bin nun mal so." Hilflos zuckte sie mit den Schultern. "Was kann ich dafür?" Vanessa fragte kokett, hob die Augenbrauen, griff nach Messer und Gabel, probierte die Hähnchenbrust und versank für Sekunden in einem wunderbaren Geschmackserlebnis. "Köstlich, was du da ausgesucht hast...... und das Geilste ist....ich liebe

es für mein Leben gern Männer
sexuell zu dominieren."

Vanessa redete über Essen und Sex als
sei es das ein und dasselbe und
irgendwie war es das auch. Beides
sollte ein Genuss sein. Trotzdem, fast
wäre mir das Hähnchen im Hals
stecken geblieben. So viel Offenheit,
dass hätte ich weder von mir, schon
gar nicht von der zurückhaltenden und
naiv wirkenden Vanessa erwartet. Nun
waren wir aber an einem Punkt, an
dem es kein Problem mehr war
darüber zu reden. Ein guter Moment.
Endlich konnten Vanessa und auch ich
unbeschwert über all das reden, was
uns sexuell antrieb. Ohne Vorbehalte,
ohne übertriebene Scham, ohne
Angst.

Die sich selbst als naiv bezeichnende
Vanessa liebte es also Männer zu
dominieren. Mir gefiel der Gedanke. Er
elektrisierte meinen Körper. Ich,
Vanessas Lustsklave. "In Wirklichkeit
sind Frauen mit dominanten Vorlieben
schwache Frauen," erklärte sie mir in
beinahe wissenschaftlichem Ton.
Natürlich wisse sie, dass sie naiv sei.
Und eigentlich sei sie eine unsichere
Person und man könne sie schnell aufs
Glatteis führen. "Deshalb die
Dominanzfantasien. Da kann ich mich
ausleben. Wie früher beim Reiten.
Frauen die reiten wollen dominieren."
Beiläufig winkte sie ab. "Klappt aber
nicht." "Die meisten Reiterinnen sind
schwache Persönlichkeiten." Vanessa
grinste. Sie bemerkte wie fasziniert ich
ihr zu hörte und beinahe hätte ich das
vorzügliche Hähnchen vergessen. "Das

Problem ist nur, man findet nicht unbedingt Männer, die das Niveau besitzen sich zum Lustsklave machen zu lassen. Willst du es nicht versuchen? Ich glaube du bist ein starker Mann. Und wirklich starke Männer können sich fallen lassen. Ergeben sich in die Situation, können vertrauen ...... können dienen ohne sich selbst aufzugeben." Es musste ein unsicheres Lächeln sein, das auf meinem Gesicht lag, denn Vanessa konnte sich ein ironisches Grinsen nicht verkneifen. "Na, bist du ab sofort meine kleine geile Drecksau?" Sie fragte rhetorisch kokett und sie schien zu ahnen, dass ich ja sagen würde. Ich würde mich in ihre sanften, in ihre strengen, in ihre launigen Hände begeben. Mich ihr hingeben, sie befriedigen, ihr zu Diensten sein.

Und so kam es, dass sie mir unumwunden befohlen hatte, meinen Schwanz aus der Hose zu holen, der schon eine ganze Weile durch Vanessas gelegentliche Griffe unter den Tisch steif gehalten wurde. "Einen steinharten Knüppel hast du," sagte sie bei einem der prüfenden Griffe Tisch und jedes Mal genoss ich ihre erregenden und sanften Handbewegungen.

Selbst zu später Stunde, als der Ober den Dessert, persische Reiscreme an Rosenblüten und Safran brachte, war mein Schwanz noch steif. Es wären nur wenige feste Handbewegungen nötig gewesen und ich hätte eine beachtliche Ladung Sperma gegen die Unterseite des Tisches gespritzt. Aber

Vanessa hatte, nachdem ich ihr erzählte das ich meine rechte Hosentasche aufgetrennt hätte, um im Ernstfall besser an meinen Schwanz gelangen zu können, beschlossen mich draußen in der Fußgängerzone zum abspritzen zu bringen. "Ich lasse dich in die Hose spritzen." Sie schüttelte mit dem Kopf. "Und so nass wirst du dann nach Hause gehen. Kapiert?" Absichtlich tat sie empört. "Mit so einer aufgetrennten Hosentasche durch die Stadt zu laufen." Sie schüttelte mit dem Kopf, griff zugleich aber erneut unter den Tisch um sich davon zu überzeugen, dass das Teil auch ordentlich steif gehalten wurde. Zufrieden zog sie die Hand hervor, probierte von der Reiscreme und lobte sie. "Übrigens, ich bin schon ziemlich nass." Aufreizend grinste sie und dann flüsterte sie ganz verschämt: "Um ehrlich zu sein.... klatschnass." Ihre Augen funkelten und sie schien es zu genießen so unverblümt reden zu können. Sie nahm etwas von der Reiscreme. Verführerisch führte sie den Löffel zum Mund und verharrte vor ihren Lippen. Mit der Zungenspitze leckte sie bedeutungsvoll die Unterseite des Löffels. Vanessa grinste vergnügt. "Ich bin so nass, dass schon der Stuhl....." Etwas verlegen rutschte sie mit ihrem Po auf dem mit Stoff bezogenen Stuhl hin und her. "Es wird peinlich, wenn wir aufstehen....mein Rock. Bevor ich aufstehe musst du mir den Mantel holen. Ja?" Verschämt nahm sie die Hand vor den Mund. "Und der Stuhl.....wir können hier nie mehr hingehen." Sie kicherte fast kindlich.

"Schade nur, dass wir es heute nicht treiben können." Ein Bedauern lag auf ihrem Gesicht. " Ich muss morgen sehr früh raus und.... ich werde," Vanessa sagte das mit einem gewissen Nachdruck: " bis nächsten Freitag geschäftlich unterwegs sein."

Schade, dachte ich und Vanessa sah meine Enttäuschung. Sie lächelte charmant. "Mach dir keine Gedanken, das nächste Wochenende bin ich frei. Aber...," sie wurde streng: "bis dahin wird nicht gewichst. Einverstanden?" Vanessa griff nach meinen Händen. Sie grinste erwartungsvoll, ihre rosa geschminkten Lippen gingen an mein Ohr und leise sagte sie: "Nächstes Wochenende fordere ich dafür Unmengen deines Saftes."

Wir waren die letzten Gäste die das Restaurant verließen. Die Nacht war mild, die Straßen menschenleer, die meisten Lichter in den Wohnungen schon erloschen. Unsere Schritte halten an den Hauswänden wieder. Im Wassergraben des alten Renaissanceschlosses das die Innenstadt östlich begrenzte quakte eine Ente. Stumm gingen wir Arm in Arm durch die Straßen. Es war ein schöner Abend. Ein aufregender Abend. Voll neuer Erlebnisse. Befreiend. "Geiler Bock," sagte Vanessa scherzhaft. Sie kicherte. "Meine kleine Drecksau." "Dominantes Miststück," gab ich zurück. Wir lachten, wir schwankten vor Lust von einer Straßenseite auf die andere. Meine Hose war nass. Vanessa hatte mich, kaum dass wir das Restaurant verlassen hatten, durch die aufgetrennte Hosentasche zum spritzen gebracht. "Lass es raus, du Drecksau." Erregt hauchte sie mir ins Ohr. "Spritz! Los, spritz endlich! Du brauchst es doch!" Und ich spritzte mit starken Schüben große Sperma Ladungen in meine Hose und in Vanessas warme Hand.

Vergnügt gingen wir durch die nächtliche Fußgängerzone. Wir erzählten, wir schwiegen, wir genossen die Nacht. "Danke für den schönen Abend," sagte sie, als wir vor ihrem Appartementhaus angelangt waren.

"Das Essen war wirklich gut. Von Essen
und Trinken verstehst du wirklich
etwas. Aber...," sie fragte vorsichtig
und hoffnungsvoll zugleich: "Kannst du
selbst auch so gut kochen?" Grinsend
bejahte ich ihre Frage und Vanessa
war zufrieden.